NOTE

SUR LA

FIÈVRE HERPÉTIQUE

PAR

J. PARROT

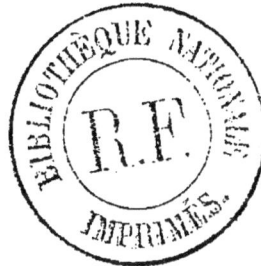

PARIS

VICTOR MASSON ET FILS

PLACE DE L'ÉCOLE-DE-MÉDECINE

1871

NOTE

SUR LA

FIÈVRE HERPÉTIQUE

────────

I

Ce n'est pas une affection méconnue jusqu'ici ou incomplétement étudiée, dont nous cherchons à démontrer l'existence ou à parfaire la description ; nous voulons simplement mettre une même étiquette sur des états morbides très-fréquents, anciennement connus, mais dont la commune origine et la proche parenté paraissent avoir échappé aux auteurs.

Bien que les faits de cette sorte soient d'observation journalière, et que chacun puisse en avoir un certain nombre présents à l'esprit, nous pensons qu'il est bon d'en consigner quelques-uns au début de ce travail, afin de préciser davantage sa partie descriptive, et, si l'on peut ainsi dire, de la personnifier.

Obs. I. — Le 31 août 1869, M. G..., âgé de cinquante-quatre ans, d'une constitution très-robuste, est pris de frissons et obligé de se coucher. La nuit est agitée.

Le 1er septembre, il y a de la fièvre, la langue est couverte d'un enduit blanchâtre épais, l'inappétence est absolue, nausées ; il y a une certaine difficulté dans la déglutition et de la céphalalgie. — Je prescris un mélange d'ipécacuanha et de tartre stibié à dose vomitive.

Le 2, il y a eu des vomissements abondants de matières bilieuses, et de la moiteur ; la lèvre supérieure est rouge et tuméfiée ; 92 pulsations.

Le 3, la nuit a été agitée, la face est rouge, et la lèvre supérieure, dans toute son étendue, est couverte d'une éruption herpétique confluente ; quelques vésicules existent également sur la lèvre inférieure. On constate une certaine rougeur de la muqueuse bucco-pharyngée, bien que le malade n'accuse de ce côté aucune gêne. A la base de chaque poumon on entend des râles humides.

Le 5, la lèvre supérieure est excessivement tuméfiée.

Le 6, le pouls est encore fréquent, mais le malade peut se lever ; il a plus d'appétit.

A partir de ce jour, l'amélioration fait des progrès rapides.

Le 27, voulant me rendre compte de la valeur des râles muqueux trouvés, pendant les accidents fébriles, à la base des poumons, j'auscultai de nouveau M. G..., et je les rencontrai comme la première fois, d'où je tirai la conclusion qu'ils étaient indépendants de la maladie dans le cours de laquelle je les avais découverts.

En 1863, M. G... a eu une attaque très-sévère de rhumatisme articulaire aigu, et il dit être sujet à des accès de fièvre, qui s'accompagnent d'une éruption d'herpès labial ; mais jusqu'ici, habituellement ces atteintes avaient eu moins d'intensité et de durée, que celle que nous venons de raconter (1).

Obs. II. — G. C..., âgé de dix ans, a eu pendant l'été de 1869 un eczéma de la région supérieure du tronc, qui a cédé assez rapidement à l'usage combiné de bains alcalins et de la liqueur de Fowler.

Le 4 décembre de la même année, il éprouve un malaise général et une céphalalgie intense. Le lendemain, on constate de la fièvre.

Le 6, il y a eu des vomissements pendant la nuit. Je vois le malade pour la première fois dans la soirée. — La face est animée, la peau très-chaude, 140 pulsations ; la langue est blanche, la céphalalgie vive. — L'exploration du thorax n'y fait découvrir rien d'anomal. — Je prescris un vomitif.

Le 7, il y a eu des évacuations bilieuses abondantes ; la nuit a été agitée, la céphalalgie persiste ; 128 pulsations. On voit sur la lèvre inférieure plusieurs plaques d'herpès.

Le 8, la chaleur est moins vive et le pouls moins fréquent ; toutefois, comme on a cru remarquer, deux jours de suite, une recrudescence vers deux heures de l'après-midi, je prescris 30 grammes de sulfate de quinine en deux prises.

Le 9, 92 pulsations : 15 grammes d'huile de ricin.

Le 10, dans la soirée, mouvement fébrile avec quelques plaques d'urticaire.

Le 11, l'éruption ortiée qui avait disparu très-rapidement, se reproduit ; 120 pulsations.

Le 13, 92 pulsations. La peau est fraîche et l'appétit bon.

Le 15, l'état est excellent, l'herpès labial est complétement guéri.

Obs. III. — Marie M..., âgée de dix ans, est admise à l'infirmerie de l'hospice des Enfants assistés, le 10 décembre 1868. Elle a eu dans la

---

(1) Le 21 mai dernier, sous le coup de vives émotions et de fatigues excessives, M. G... a été atteint de pneumonie double, avec herpès initial ; malgré l'étendue de la lésion et les circonstances fâcheuses au milieu desquelles le mal s'était développé, la guérison était complète le 6 juin.

Ce fait devrait être rapproché de celui qui est à la fin de notre travail (obs. XIV) et si on ne les trouve pas l'un à côté de l'autre, c'est que cette note était rédigée depuis longtemps, quand M. G... a été pris de pneumonie.

matinée des vomissements bilieux, la langue est couverte d'un enduit jaunâtre assez épais, la face est pâle, et il y a des soubresauts de tendons. L'exploration du cœur et des poumons, n'y révèle rien d'anomal. Pouls, 128 ; température axillaire, 40°,3 ; température rectale, 40°,4.

Le 11, les vomissements se sont reproduits cette nuit avec de la diarrhée ; céphalalgie, soif vive. Pouls, 132 ; respiration, 40 ; température axillaire, 41°,4 ; température rectale, 41°,6.

Le 12, le pouls est petit, la face altérée. Pouls, 140 ; respiration, 38; température axillaire, 41°,4. — Je fais prendre de l'ipécacuanha à dose vomitive.

Le 13, il y a eu des évacuations abondantes, sensibilité épigastrique. On aperçoit une plaque d'herpès sur la commissure labiale droite, une autre sur la peau de la lèvre inférieure. — La soif est vive, la langue a de la tendance à se sécher. Pouls, 140 ; température axillaire, 40°,2 ; température rectale, 40°,4. Je prescris de la glace, un julep éthéré et un vésicatoire volant au creux épigastrique.

Le 14, l'état s'est amendé ; la malade a pu boire du bouillon sans le vomir. La muqueuse bucco-pharyngée est rouge, il y a un léger coryza et quelquefois de la toux. Pas de bruit anomal dans le thorax. Pouls, 144; température rectale, 39°,4.

Le 15, la diarrhée et les vomissements ne se sont pas reproduits. L'amaigrissement est considérable. Pouls, 124.

Le 16, on a augmenté la dose des aliments. Quelques râles muqueux dans les bronches. Pouls, 120 ; température axillaire, 37°,8 ; température rectale, 38°,2.

Le 17, les râles ont disparu, l'appétit est bon. Pouls, 100.

Le 22, l'enfant est rendue à ses parents dans un état excellent.

Obs. IV. — M. A..., âgé de vingt-neuf ans, a supporté pendant le siége de grandes fatigues. A la suite de l'affaire du 19 janvier, il subit un refroidissement prolongé. Le 24, il a un accès de fièvre avec sueurs abondantes.

Le 25 janvier, dans la journée, frisson violent, vomissement de matières muqueuses. — Dans la soirée, la céphalalgie, qui existait depuis quelques jours, devient très-pénible ; il y a un malaise excessif ; les idées sont peu nettes, le regard égaré; constipation. — Le pouls, très-irrégulier, bat 120 fois par minute. Sinapismes sur les membres inférieurs ; 1 gramme de calomel en douze paquets.

Le 26, 140 pulsations : l'irrégularité persiste ; bourdonnements d'oreilles qui fatiguent beaucoup le malade. Potion calmante, vésicatoire volant à la nuque.

Le 27, 112 pulsations. — Depuis le début de l'affection, défaut absolu de sommeil ; bien que la vessie soit distendue par une grande quantité d'urine, le besoin de la miction ne se fait pas sentir ; faiblesse très-grande.

Le 28, on voit sur les lèvres de nombreuses plaques d'herpès. Il y a toujours une certaine hébétude dans le regard et un manque de netteté dans les idées. 108 pulsations. On continue l'usage du calomel.

Le 29, 100 pulsations ; amélioration notable. Les troubles cérébraux ont disparu ; appétit.

Le 30, 80 pulsations, vin de Séguin.

Le 3 février, embarras gastrique assez prononcé ; il n'y a pas eu de garderobes depuis trois jours ; ipécacuanha stibié.

Le 4, 80 pulsations. La nuit a été bonne.—Les jours suivants, l'amélioration fait des progrès rapides L'exploration de la poitrine, faite aux diverses périodes de la maladie, n'y a fait découvrir aucune particularité notable.

Obs. V (1). — Un homme de trente ans, d'une bonne constitution, domestique, est pris d'un refroidissement bien accusé, en faisant des courses dans la journée du 25 novembre dernier.

Le lendemain, une fièvre violente le force à garder le lit ; cette fièvre augmente le soir, et décide ses maîtres à m'envoyer chercher. Je le trouve avec une réaction fébrile intense ; le pouls marque 120 pulsations. — Il est tourmenté par un grand mal de tête et des douleurs dans les reins et les membres. Du reste, il n'a ni douleur de côté ni mal de gorge, et il m'apprend qu'il a été revacciné il y a neuf ans, lorsqu'il était dans l'armée. — Sinapismes.

Je revois le malade le soir, il a beaucoup vomi ; néanmoins la fièvre et le mal de tête persistent, le pouls bat toujours à 120.

Le 28, la nuit a été très-mauvaise ; le malade n'a pas dormi et se plaint toujours de ses douleurs dans la tête et dans les reins ; même pouls. Purgatif.

Le 29, le pouls est tombé à 104, le malade a dormi un peu et accuse un mieux sensible ; je découvre çà et là sur la lèvre supérieure des vésicules d'herpès ; mais le mal de tête persiste.

Le 1er décembre, sommeil assez bon, pouls à 72, légère douleur persistant dans la tête.

Le 2, pouls à 64, le malade s'est levé quelques heures dans la journée d'hier ; il a bien dormi, et sent à peine sa douleur de tête ; les vésicules d'herpès labial sont desséchées.

Obs. VI. — Antoinette C..., âgée de neuf ans, est admise à l'infirmerie de l'hospice des Enfants-assistés, le 10 août 1868. Le 9, elle avait été prise de fièvre avec vomissements bilieux abondants. — Sur la lèvre supérieure on aperçoit quelques petites saillies d'un rouge vif. — L'examen de la gorge et l'auscultation du thorax, ne donnent que des résultats négatifs. Pouls, 128 ; température axillaire, 40°,5. — Potion vomitive.

Le 11 août, de nombreuses plaques d'herpès couvrent la lèvre supérieure et la narine droite. Pouls, 124 ; température axillaire, 39°,4.

Le 12, on observe parfois du délire d'action, bien que la malade soit habituellement dans un état somnolent. Pouls, 112 ; température axillaire, 40°,2.

Le 13, pouls, 115 ; température axillaire 38°,3.

(1) Elle est empruntée à M. Bertholle et porte le n° 11 dans son travail. *De l'herpès guttural en général, et principalement dans ses rapports avec les troubles de la menstruation* (*Union méd.*, 2e série, t. XXX, 1866.)

Le 14, il existe encore un peu d'embarras gastrique. Pouls, 88 ; température axillaire, 37°,2.

Le 17, l'appétit est bon. Pouls, 64 ; température axillaire, 37.

OBS. VII. — Gabriel V..., né le 5 août 1861, est admis à l'infirmerie le 9 juin 1869. — Il se plaint de céphalalgie et de vertiges ; la face est très-altérée, la peau chaude, il a des vomissements.

Le 11, l'état est à peu près le même. On constate sur l'aile gauche du nez une large plaque d'herpès ; il en existe une semblable sur la lèvre supérieure. — Aucun trouble du côté des organes respiratoires. Pouls, 120 ; température rectale, 40°,3.

Le 12, température rectale, 38°,6.

Le 14, 72 pulsations.

Le 15, 54 pulsations.

Le 21, l'enfant, complétement guéri, quitte la salle.

OBS. VIII. — Juliette D..., âgée de trois ans et demi, entre à l'infirmerie le 16 décembre 1868, ayant depuis deux jours de la fièvre et de l'abattement. La langue est blanche, il y a un peu de toux et l'on voit à la commissure labiale gauche un groupe de vésicules herpétiques ; écoulement vulvaire. Pouls, 132 ; température axillaire 40 ; température rectale, 40°,6. L'exploration de la gorge et du thorax n'y révèle rien d'anomal.

18 décembre. Il y a eu hier dans la journée des vomissements abondants ; sur le bord gauche de la langue, aphthes nombreux. Pouls, 124.

Le 20, pouls, 108 ; convalescence.

Le 27, l'enfant quitte la salle, guérie depuis plusieurs jours.

OBS. IX (1). — Le 31 mars 1858, entre à l'hôpital Saint-Louis, salle Henri IV, dans le service de M. Hardy, le nommé Tranchard, ouvrier lunetier, âgé de dix-sept ans.

Le 25 mars, il a été pris de malaise, d'inappétence, de céphalalgie, de courbature. Le lendemain, la céphalalgie augmente, le malaise est plus grand, un mouvement fébrile s'établit à la suite d'un frisson de courte durée, et le malade est obligé de prendre le lit.

Le 30, le mal de tête s'aggrave, les yeux sont rouges et larmoyants.

Le 1er avril, malaise et abattement ; peau chaude sans sécheresse ; pouls à 100 ; langue blanche et large, saburrale ; céphalalgie intense. Paupières gonflées, pouvant toutefois s'écarter facilement, conjonctive oculaire d'un rouge foncé ; la conjonctive palpébrale présente à sa surface une exsudation d'un blanc grisâtre, existant par places ; çà et là de petits points gris disséminés. — Les lèvres sont doublées de volume, comme la veille au soir, arquées comme celles d'un nègre, recouvertes d'une véritable croûte noire, fendillées en divers points, et laissant, au plus léger contact, s'écouler du sang par les crevasses. Aux angles et

(1) C'est le résumé d'une observation de M. Mottet ayant pour titre : *Herpès guttural* (angino couenneuse commune) *et ophthalmie due à l'herpès de la conjonctive* (*Union médicale*, 1858).

surtout à gauche, existe l'herpès labial le plus caractérisé qu'on puisse jamais voir. Un groupe de vésicules s'étale de la commissure vers l'aile du nez du côté gauche, il déborde un peu en bas.

Gonflement de toutes les parties constitutives de l'isthme du pharynx. La luette flottante est doublée de longueur et elle est enveloppée par une exsudation grisâtre, qui s'irradie à droite et à gauche, sur la face antérieure du voile du palais. Les deux amygdales sont aussi recouvertes de la même production, et les piliers antérieurs du voile du palais se présentent avec le même aspect. La couche plastique n'est pas uniformément étalée dans tous ces points ; elle présente des bords irréguliers, des dentelures. En examinant la face interne des yeux, on trouve la même disposition.

Sur le dos de la verge, sur le prépuce, sur le gland, sur le scrotum, on constate une multitude de vésico-pustules à des degrés divers d'évolution. Les unes sont ulcérées, les autres sont recouvertes de croûtes, d'autres enfin sont entières. Le prépuce, très-tuméfié, ne laisse apercevoir qu'une partie du gland et l'ouverture du canal, sur les bords de laquelle on peut compter une dizaine de petites vésicules excessivement fines, ayant à peine le volume d'une demi-graine de millet. Le scrotum est remarquable par son aspect tigré ; ici ce sont des squames, là des ulcérations superficielles, là des taches violacées. La maladie, à diverses périodes, s'y montre dans toute sa netteté. A une cuisse et au bras gauche, plaques isolées. — Eau de Sedlitz, limonade tartrique, bouillons.

Le 2, la fièvre persiste, moins de céphalalgie. Sur les bords de la langue et le voile du palais, plaques grisâtres qui semblent formées par des débris d'épithélium. A la verge, nouvelle poussée de vésicules, scrotum couvert d'ulcérations superficielles ; il est le siége d'une exhalation séreuse abondante.

Le 3, moins de fièvre, sensibilité plus grande de la bouche et du pharynx au contact des liquides, plaques nouvelles à la face interne des joues.

Le 6, état général très-satisfaisant, pas de fièvre, appétit. La muqueuse bucco-pharyngienne se déterge, nouvelle poussée sur la verge.

Le 8, depuis la veille, une nouvelle éruption s'est montrée sur les membres et notamment sur les bras. Ce sont des plaques érythémateuses qui, de prime abord, ressemblent à l'herpès circiné.

Le 10, les plaques érythémateuses s'affaissent, la bouche est dans un état excellent, la verge est beaucoup mieux. — Trois portions.

Le 21, le malade quitte l'hôpital, complétement guéri.

A la lecture de ces observations, on reconnaît des types familiers ; toutefois, on se trouve dans un grand embarras quand on veut leur donner un nom. A défaut de critérium, on cherche un symptôme ou un groupe de symptômes prédominants ; mais ceux-ci sont très-variables dans leur intensité, et l'on est exposé à changer plusieurs fois d'avis sur la nature du mal. C'est ainsi, par exemple, au début des accidents, que l'on croit assez fréquemment à une variole ; M. Bertholle semble l'avoir soupçonnée, momentanément du moins, dans le cas que nous lui avons emprunté, et, pour notre compte, c'est aussi, bien souvent, la première supposition que nous avons faite (obs. II, III et IV). Puis, l'éruption ne se montrant pas, pour peu que la fièvre s'accompagne de troubles nerveux avec de l'abattement ou un certain degré de stupeur, on pense à une dothiénentérie (obs. II et III), ou même, s'il y a du délire, à une méningite (obs. IV) ; — et quand on constate, en somme, que la fièvre est tombée, sans que les hypothèses successivement émises, se soient réalisées; quand d'ailleurs, l'exploration mainte fois répétée des divers organes, n'y a révélé aucune lésion appréciable, il ne reste plus d'autre ressource que de faire consister la maladie, dans cet appareil fébrile continu, qui semble en être l'essence, puisqu'il n'existe pas d'altération organique suffisant à l'expliquer.

Cela n'avait pas échappé aux anciens; aussi, classaient-ils parmi les *fièvres* ces maladies dans lesquelles tout l'organisme est atteint, sans qu'une région ou un organe soient particulièrement lésés. Pour les dénommer, ils avaient imaginé le terme de *synoque*, encore usité de nos jours, ou celui de *fièvre continente*. Ce qui pour eux caractérisait essentiellement cette fièvre, c'est qu'elle s'accomplissait sans redoublements, étant, pour ainsi dire, toujours semblable à elle-même, ayant pour matière le sang, qui tantôt s'échauffait simplement, tantôt devenait en même temps putride. — Galien rangeait les synoques de la première espèce parmi les *éphémères*, dont la durée pouvait être d'un seul ou de plusieurs jours, suivant l'intensité de la cause; et les autres parmi les *putrides*. C'est cette même fièvre que Pinel appelait *angioténique*, parce qu'il l'attribuait, avec P. Franck, à l'inflammation de la face interne des vaisseaux, particulièrement des artères.

Nous proposons de substituer le terme de FIÈVRE HERPÉTIQUE à ceux de *synoque*, *fièvre continente*, *fièvre éphémère*, *fièvre gastrique*, *embarras gastrique febrile*, *fièvre angioténique*, employés jusqu'ici pour désigner ces états morbides; et c'est à justifier cette modification dans le langage médical, et à en démontrer l'utilité, que cette note est consacrée.

Remarquons d'abord que le mot *synoque*, emprunté à la nomenclature des anciens, n'a aucune signification précise, et que l'on n'en fait usage d'ordinaire, que pour masquer l'ignorance où l'on est de la véritable nature de l'affection en présence de laquelle on se trouve; que le terme de *fièvre éphémère* est impropre, car, le plus souvent, et de l'aveu

Lorsqu'il s'agit de l'obésité, la question à résoudre est celle-ci : Quelle est la quantité normale de tissu adipeux pour un sujet donné ? Entre quelles limites cette quantité peut-elle osciller, sans que pour cela le sujet cesse d'être normal ?

Mais, au préalable, il faut savoir si nous avons la possibilité d'apprécier la quantité de graisse contenue dans le corps ; car, si nous possédons ce moyen, il nous suffira de connaître la quantité de graisse contenue dans le corps d'hommes considérés comme sains et normaux, d'en fixer les variations extrêmes et de comparer le sujet en observation à l'homme normal.

Avant d'entreprendre cette discussion, il nous paraît indispensable de résumer les travaux de M. Bouchard (1).

Poursuivant l'étude des mesures en médecine, et voulant apporter plus de précision dans les recherches sur la nutrition, M. Bouchard s'efforce de trouver une unité à laquelle on puisse se référer quand on voudra apprécier l'activité des échanges nutritifs. Après avoir rejeté successivement comme termes de comparaison l'individu, la taille,

(1) BOUCHARD, Traité de pathologie générale, t. III, 1re partie, p. 178 et suivantes.

le kilogramme corporel, tous susceptibles d'entraîner de grosses erreurs, il arrive à cette conclusion
que, ce qui est actif dans le corps humain, ce n'est
pas l'ensemble des différents tissus considérés
comme formant une masse homogène, d'activité
égale dans toutes ses parties, mais seulement
l'albumine fixe, c'est-à-dire l'albumine des muscles
et des organes, à l'exclusion des os, de la graisse,
des aponévroses, à l'exclusion même de l'albumine
circulante, albumine du sang ou de la lymphe, et
il établit que ce qu'il faut prendre comme unité,
c'est le kilogramme de cette albumine fixe.

Pour faciliter ces études, M. Bouchard compare
l'homme à un cylindre ayant pour hauteur la taille
de l'individu, pour volume le volume de l'individu,
pour masse la masse de l'individu, son nombre de
kilogrammes, et il considère ce cylindre comme
constitué par la superposition d'un certain nombre
de tranches de 1 décimètre de hauteur. Cette frac-
tion de cylindre a pour formule $\frac{P}{H}$ et constitue le
« segment anthropométrique ». On peut, par une
série de calculs, établir la composition de ce segment anthropométrique et en déduire les propor-
tions d'eau, de matières minérales, de graisse,

plus bas, en plein hiver, que l'on voit se multiplier les affections dites *de froid*, mais bien pendant les périodes saisonnières de transition, alors que la température extérieure étant essentiellement variable, nos vêtements et nos habitations, ne peuvent être mis en harmonie avec ces changements imprévus.

Si, par quelques traits, la fièvre herpétique se rapproche des éruptives, son mode de développement, sa non-transmissibilité et la fréquence de ses récidives l'éloignent considérablement du cadre où l'on range d'ordinaire la variole, la scarlatine, la rougeole, etc., maladies engendrées par un contage essentiellement transmissible, et, pour la plupart du moins, ne se reproduisant que très-exceptionnellement chez le même individu.

Pour ce qui est des différences, parfois si grandes, que l'on observe dans la physionomie de la fièvre herpétique, suivant les sujets qu'elle frappe, et des difficultés que présente son diagnostic, il n'y a là rien qui lui soit spécial et que l'on n'observe dans un grand nombre d'autres affections. Et si, dans l'espèce, les traits de dissemblance sont plus accentués, s'ils ont été la cause d'une confusion nosologique, c'est que, même en admettant, contre toute apparence, que la cause agisse toujours avec la même intensité, l'altération cutanée dans ce processus morbide, bien que constante, n'est pas assez puissante pour donner une direction aux phénomènes réactionnels et les orienter; de telle sorte, qu'ils subissent l'influence capricieuse et imprévue des diversités individuelles. Voilà ce qui souvent rend le mal méconnaissable et déroute le clinicien.

Les observations I et IV nous fournissent la confirmation des remarques précédentes. Leurs sujets, au point de vue de la constitution individuelle et des circonstances au milieu desquelles ils furent atteints par la cause morbifique, se trouvaient dans des conditions très-différentes. L'un (obs. I), dans la force de l'âge, robuste, surpris par le mal, au milieu de sa vie habituelle et n'ayant été soumis antérieurement à aucune influence débilitante, présente le type le plus habituel de la fièvre herpétique; l'autre (obs. IV), jeune, d'une constitution délicate, nerveux, impressionnable, surmené physiquement et moralement, est à peine frappé, qu'il tombe dans un état de faiblesse tout à fait inattendu, et qu'il est pris d'accidents nerveux assez intenses pour faire croire à une méningite. Si le mal s'est présenté sous des aspects si différents, chez ces deux sujets, c'est uniquement parce que leurs personnalités étaient très-différentes; car nous n'en doutons pas, dans les deux cas, on a eu affaire à une même espèce morbide.

II

Dans la fièvre herpétique, si la localisation naso-labiale de l'éruption est la plus fréquente, ce n'est pourtant pas la seule. On a déjà vu, dans l'un des cas que nous avons rapportés, que la muqueuse buccale pouvait être atteinte, et l'observation IX nous la montre généralisée ; mais nous voulons appeler l'attention sur un autre siége des vésicules d'herpès ; à savoir la muqueuse qui tapisse les amygdales et l'isthme du gosier. L'*angine herpétique*, comme on l'appelle aujourd'hui, signalée par Bretonneau et par Trousseau (*Clinique médicale*, t. I, p. 307. Paris, 1865), bien étudiée par MM. Gubler (sur l'*herpès guttural* (angine couenneuse commune) et sur l'*ophthalmie due à l'herpès de la conjonctive ;* in *Bulletins de la Société médicale des hôpitaux de Paris*, 1857) et Lasègue (*Traité des angines*, p. 53, Paris 1868), n'est autre chose qu'une fièvre herpétique, dans laquelle l'éruption, au lieu de se faire sur la peau de la face, comme dans les cas que nous avons étudiés jusqu'ici, a lieu sur le tégument de l'arrière-gorge.

Voici, d'après M. Lasègue, quels sont les symptômes généraux de cette affection, dont il a fait un si remarquable tableau : « Le malade est saisi presque subitement d'un malaise énorme ; le frisson initial, pour n'avoir pas la solennité de celui de la pneumonie, n'en est pas moins inquiétant ; la sensation de courbature est extrême, la langue se salit vite, la bouche se sèche ; le pouls est plein, fréquent, résistant, la face est ardente, les yeux sont injectés. Ces premiers phénomènes se produisent dans un court espace de temps, quelques heures, une demi-journée, une nuit.

» Dès le lendemain, l'état fébrile, persistant sans amélioration, a pris quelques caractères particuliers, qui varient suivant les dispositions intérieures du sujet...

» La céphalalgie est de tous les symptômes le plus incommode, et je ne sache, y compris la méningite aiguë, aucune autre maladie où le mal de tête prenne une égale intensité. Les douleurs sont gravatives ; elles occupent de préférence la région frontale, mais s'étendent à tout le crâne. D'autres fois, elles sont surtout occipitales et d'une intolérable violence. La tête est pesante, difficile à mouvoir. Il existe des signes, nonseulement de souffrance, mais de congestion encéphalique. La lumière est mal supportée, le bruit redouble la douleur, le mouvement la réveille. Le malade est somnolent, absorbé, mais moins passif qu'il ne semble. Il rêve, ses idées se succèdent involontaires, tumultueuses, confuses, avec un demi-délire, qui lui laisse assez d'empire sur lui-même pour qu'il n'accepte comme réelles, ni n'exprime les conceptions maladives qui l'obsèdent. »

Un appareil fébrile aussi considérable est hors de proportion avec la lésion à laquelle il doit aboutir. En faisant cette juste remarque, l'auteur rappelle que les affections qui sollicitent à un si haut degré la participation de l'économie, étaient rangées dans la classe des *fièvres* par les anciens, qui admettaient que, fébrile par essence, c'est-à-dire générale, la maladie se localisait secondairement. Ayant une existence propre, la fièvre reste, pour ainsi dire, maîtresse de choisir son terrain.

Il est vrai qu'il n'adopte pas cette manière de voir, et qu'à son avis l'état fébrile ne fait en quelque sorte que préparer une localisation déterminée d'avance. Mais cette interprétation des faits ne diffère pas de celle des anciens d'une manière aussi notable qu'on est tenté de le croire tout d'abord, comme le prouvent les lignes suivantes, dans lesquelles M. Lasègue résume sa manière de voir sur ce point de pathologie. « Par toutes ces raisons, dit-il, par son mode d'invasion, par son appareil fébrile, l'angine herpétique rentre dans la catégorie des maladies générales ou des fièvres, pour prendre la nomenclature des anciens, qui aboutissent à une localisation définie. »

Si, aux considérations précédentes, nous ajoutons qu'une éruption cutanée d'herpès se montre en même temps que celle de la muqueuse pharyngo-tonsillaire, et que la confluence sur l'un ou l'autre siége est très-variable et très-inégale, si bien que c'est parfois l'éruption naso-labiale qui domine, celle de la gorge étant en quelque sorte accessoire, et cela, sans que l'appareil fébrile soit modifié, nous sommes naturellement conduit à considérer l'angine herpétique comme spécifiquement identique avec les affections de notre premier groupe. Au point de vue de la pathologie générale, en effet, le siége importe peu, et sa détermination est le résultat d'influences secondaires; ce qui est capital, c'est, avec une étiologie commune et une éruption identique, un appareil fébrile du même ordre.

Ainsi, plus catégorique que ne l'a été M. Lasègue, et franchissant le pas auquel il s'est arrêté, non toutefois sans l'accentuer, nous n'hésitons pas à faire de l'angine herpétique une fièvre, et à la ranger dans le même cadre que la synoque, l'éphémère, l'angioténique, etc., sous la dénomination commune de fièvre herpétique.

Nous ne sommes donc, comme on le voit, ni de l'opinion de M. Gerhardt (d'Iéna) (*Jahresb.*, *Ueber die Leistungen und Fortschritte in der gesammten Medicin*, II, Berlin, 1867), qui ne voit, dans cette affection, qu'une *angine violente avec exsudats punctiformes*, rapportant l'herpès du visage au mouvement fébrile, toujours intense en pareil cas ; — ni de celle de M. Jaccoud (*Traité de pathologie interne*, t. II, p. 197), qui tient simplement cette forme vésiculeuse pour l'expression la plus forte de l'angine catarrhale aiguë.

Nous avouons ne pas connaître le genre *exsudat*, non plus que sa variété *punctiforme*; et ceux qui ne jouissent pas d'une imagination identique à celle du médecin allemand auront bien de la peine à se figurer l'éruption que l'auteur désigne de la sorte ; mais ce qu'ils concevront encore moins, c'est qu'il n'ait pas saisi la communauté de nature qui existe entre l'altération tonsillaire et celle de la peau ; et que, sans s'expliquer sur l'origine de la première, ce qui était essentiel, il ait attribué l'autre à l'intensité de la fièvre ; comme si le degré fébrile avait une influence quelconque sur les poussées herpétiques.

En ne voyant, dans cette forme vésiculeuse, que l'expression la plus forte de l'angine catarrhale aiguë, M. Jaccoud n'a-t-il pas commis une erreur semblable? n'a-t-il pas rapporté au degré ce qui était affaire de qualité, confondant ainsi la quantité avec la spécificité? L'étude comparative des diverses manifestations éruptives de l'herpès montre qu'elles constituent une espèce nosologique bien différente des affections inflammatoires proprement dites. Il ne nous semble donc pas possible de considérer l'herpès, en quelque lieu qu'il se présente, comme marquant le plus haut degré d'un état inflammatoire.

Nous croyons ne pouvoir mieux clore ce chapitre que par la relation d'un fait que nous empruntons à M. Delioux de Savignac (*Des relations qui existent entre les affections herpétiques nerveuses et catarrhales*, — in *Gaz. médicale*, 1855, p. 517). Bien que, suivant l'auteur, il s'agisse d'une affection cérébrale grave, jugée par un herpès critique, nous estimons que c'est un exemple très-caractérisé de fièvre herpétique avec localisation faciale. Peut-être aussi y eût-il une éruption d'herpès sur la muqueuse de la gorge ; mais, là-dessus, l'observation n'est pas assez explicite. — L'analogie qui existe entre ce cas et l'observation IV n'échappera à personne.

Obs. IX. — M. D..., âgé de vingt-quatre ans, d'un tempérament ner-
voso-sanguin très-développé, à la suite de travaux excessifs de ca-
binet, après des veilles prolongées entretenues par des doses abusives
de café, ressent pendant quelques jours de la céphalalgie, du malaise ;
puis une angine tonsillaire avec fièvre se déclare un matin. M. D...,
tout en les modérant, continue ses travaux pendant la journée ; l'angine
n'a rien de sérieux, mais la fièvre et la céphalalgie augmentent, et le
soir le malade est forcé de s'aliter. Au commencement de la nuit, après
un sommeil pénible, il se lève brusquement, poursuivi par des hallucina-
tions étranges, appelle à son secours des aides, et leur donne le tableau
d'un délire pendant lequel il éprouve la velléité de se précipiter par la
fenêtre de sa chambre. — C'est le début parfaitement dessiné d'une méningite ou d'une encéphalite aiguë, avec réaction franchement inflammatoire. — Une large saignée du bras enraye les premiers accidents ; le
reste de la nuit se passe avec calme. Les idées délirantes se dissipent et
ne reviennent plus, mais la fièvre et un certain degré de céphalalgie
persistent.

Le surlendemain, une rougeur érysipélateuse avec tension et turges-
cence des téguments envahit tout un côté de la face et une partie de
l'autre ; bientôt un herpès phlycténoïde se manifeste, se développe rapidement, couvre les lèvres, les joues, les paupières, et dès lors tous les
symptômes cérébraux s'amendent, disparaissent sans retour ; l'herpès
suit une évolution régulière, guérit sans laisser aucune trace, et en peu
de temps le malade a recouvré l'intégrité de sa santé.

Deux ans après, M. D..., qui avait continué à se bien porter, et mis
plus de modération dans ses études, est pris brusquement, le lendemain
d'un bal où il s'était un peu fatigué, d'une angine tonsillaire assez intense,
avec fièvre, céphalalgie gravative, accablement. L'angine cède assez
promptement à une application de sangsues au cou. Bientôt des symptômes
cérébraux se développent, sinon avec la même activité que dans la précé-
dente attaque, du moins avec l'apparence d'un danger plus sérieux, et
ils peuvent se résumer ainsi : délire tranquille passager ; somnolence,
stupeur, alternant avec de la jactitation ; le malade cherche souvent à
sortir de son lit, et lorsque, trompant la vigilance de ses gardiens, il y
réussit, il est pris de vertiges et de lipothymies ; le pouls est toujours
lent, serré ; nausées fréquentes ; constipation.

Pendant une dizaine de jours l'état du malade inspire des inquié-
tudes et ne présente aucun amendement notable.

Ici encore on a affaire à une méningite, mais à forme insidieuse et qui
a plus d'un point de contact avec la méningite typhoïde.

Tout à coup un herpès phlycténoïde se déclare, couvre une grande
étendue de la face, et, à partir de ce moment, une amélioration notable
et décisive s'établit ; la convalescence est un peu lente, mais enfin la
guérison est radicale.

III

Les observateurs de toutes les époques ont remarqué que,
chez un grand nombre de malades atteints de pneumonie, les

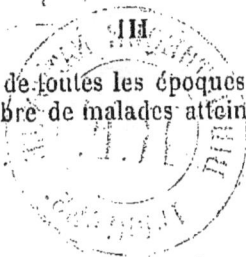

lèvres ou la peau qui les avoisine étaient fréquemment couvertes d'herpès; mais le moment où cette éruption apparaît n'a pas toujours été précisé d'une manière suffisamment nette. En effet, suivant quelques-uns, l'herpès n'apparaîtrait qu'à la fin de la maladie; c'est, par exemple, l'opinion de Grisolle (*Traité de la pneumonie*, p. 314, Paris, 1844): « Sur cent trente malades, dit-il, chez lesquels le début de la pneumonie fut exactement noté, l'époque de la résolution fut marquée par l'éruption sur les lèvres, et surtout sur la lèvre supérieure, de petites vésicules d'herpès plus ou moins nombreuses. »

Nous croyons que ce n'est pas là ce qui arrive le plus souvent, et que l'herpès apparaît, en général, sinon au début de la maladie, du moins en même temps que les phénomènes qui ne peuvent laisser aucun doute sur son existence.

Il est très-remarquable que dans un grand nombre de ces pneumonies avec herpès, les premiers accidents ont une analogie saisissante avec ceux de la fièvre herpétique, surtout chez les enfants qui accusent peu de douleur et qui ne crachent pas; aussi, en l'absence des signes locaux fournis par l'exploration du thorax, m'est-il souvent arrivé de surseoir au diagnostic, et de ne l'établir d'une manière certaine qu'à l'apparition du souffle tubaire.

Voici quelques faits de pneumonie avec herpès :

Obs. X. — Léon G..., âgé de cinq ans, est admis dans la salle de médecine, le 16 août 1869. Il porte sur la face quelques croûtes d'impétigo, se plaint du ventre et demande constamment à boire; les amygdales paraissent un peu congestionnées, la respiration est normale. Pouls, 152; température rectale, 40°,6.

Le 17 août. Ce matin il y a eu des vomissements; la langue est blanche et pâteuse. Pouls, 132.

Le 18, la lèvre supérieure présente plusieurs plaques d'herpès, l'une d'elles s'étend jusque sur la muqueuse labiale, où l'on voit de petites vésicules arrondies ou des érosions à fond jaunâtre ayant à peu près le même diamètre. Pouls, 112; température rectale, 39°,6.

Le 19, l'herpès se flétrit. Au niveau de l'angle de l'omoplate du côté gauche, on perçoit quelques râles muqueux et, en un point très-limité, du souffle tubaire. La voix y est retentissante et le son tympanique. Pouls, 132; température rectale, 40°,6.

Le 20, amélioration notable : le souffle est moins intense. Pouls, 100; température rectale, 37°,2.

Le 21, l'enfant est inquiet, semble plus souffrant et tousse beaucoup. L'exploration des poumons ne fournit aucun renseignement nouveau. Pouls, 128; température rectale, 39°,4.

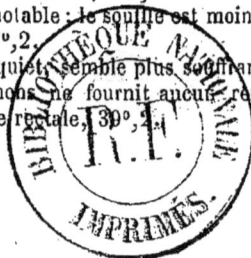

Le 22, le souffle est remplacé par des râles sous-crépitants. Pouls, 100; température rectale, 37°.

Le 4 septembre, l'enfant quitte la salle parfaitement guéri depuis plusieurs jours.

OBS. XI. — Louis C..., né le 3 mars 1861, entre à l'infirmerie le 24 novembre 1869 pour de la céphalalgie et des douleurs abdominales. Le 25, la face est très-rouge, la soif vive, l'appétit nul. Bien que la toux soit fréquente, on ne perçoit aucun bruit anomal dans le thorax. Pouls, 140, température rectale, 39°,4.

Le 26 novembre, plaque d'herpès au-dessous de la commissure labiale droite. Pouls, 124 ; température rectale, 40°.

Le 27, pouls, 140 ; température rectale, 40°. Mixture vomitive.

Le 28, dans la fosse sus-épineuse droite et près de la colonne vertébrale, en un point très-limité, on trouve du souffle et quelques râles humides. Pouls, 132 ; température rectale, 40°.

Le 29, épistaxis abondante par la narine droite ; le souffle tubaire s'est étendu vers le bas. Pouls 116 ; température rectale, 38°.

Le 30, le souffle et la matité persistent, concurremment avec quelques gros râles crépitants. Pouls, 88, température rectale, 37°,8.

Le 1er décembre, il y a encore du souffle ; température rectale, 37°.

Le 7 décembre, l'enfant quitte la salle parfaitement guéri.

OBS. XII. — Auguste R..., âgé de neuf ans, entre le 7 janvier 1871 à l'infirmerie pour de la fièvre dont le début remonte à trois jours ; à peu près en même temps se sont montrées des plaques d'herpès au pourtour de la bouche et sur la langue, où l'éruption se présente sous forme de plaques blanches, lenticulaires, très-adhérentes.

Le 9 janvier, toux fréquente, dyspnée, 124 pulsations. La partie supérieure du poumon droit en arrière est mate et l'on y perçoit un souffle tubaire intense; un peu plus bas, il y a des bouffées de râles crépitants. — Julep avec douze gouttes de teinture de digitale.

Le 14, l'herpès lingual a complétement disparu ; celui de la peau est desséché. — Il n'y a plus de souffle. 92 pulsations.

Le 21, l'enfant, complétement guéri, est réintégré dans sa division.

OBS. XIII. — Émile L..., âgé de douze ans, entre le 15 janvier 1871 à l'infirmerie. La veille, dans l'après-midi, il avait eu du frisson.

Le 16 janvier, au moment de la visite, la face est animée, céphalalgie. Pouls, 128; température rectale, 41°,6. Une plaque d'herpès occupe la partie moyenne de la lèvre supérieure ; une autre, très-large, existe sur la lèvre inférieure, près de la commissure gauche. La langue est blanche, la toux fréquente et sèche ; l'auscultation ne révèle dans toute l'étendue du thorax que quelques râles sibilants et muqueux ; point de côté à la partie inférieure de la poitrine à droite. — Vomitif.

Le 17, pendant la nuit, il y a eu du délire. Au niveau de la pointe de l'omoplate, à droite, souffle tubaire aux deux temps, avec submatité. Pouls, 152; température rectale, 41°,2. Potion avec sirop d'éther et eau de laurier-cerise.

Le 18, mêmes signes physiques. Pouls, 130; température rectale, 40°,6.

Le 19, avec le souffle on perçoit quelques râles crépitants, le délire persiste. Pouls, 132.

Le 20, le souffle a diminué, les râles sont au contraire beaucoup plus abondants. Le délire n'a pas cessé, la langue est sèche. Pouls, 140; température rectale, 40°,8.

Sinapismes ; potion avec 30 grammes d'eau-de-vie.

Le 21, le délire est moins intense. La matité et les râles crépitants persistent. Pouls, 136; température rectale, 38°,4.

Le 22, on ne perçoit plus, au niveau de la partie affectée du poumon, que quelques gros râles crépitants de retour. Pouls, 108 ; température rectale, 37°,4.

Le 28, la guérison est complète.

Obs. XIV. — Françoise E..., âgée de huit ans, entre le 4 juin 1869 dans la salle de médecine de l'hospice des Enfants-Assistés. — Elle ne mange pas depuis deux jours et se plaint de l'estomac et du ventre. — Sur la lèvre inférieure, près de la commissure droite, on voit une plaque d'herpès de la largeur d'une pièce de 50 centimes, dont les vésicules ne font encore qu'une légère saillie. D'autres, plus petites, sont disséminées au pourtour des narines. — Dans les replis génito-cruraux, à la partie interne des petites lèvres, entre ces replis et les grandes lèvres et sur le clitoris tuméfié et rouge, existent de nombreuses vésicules herpétiques, les unes intactes, les autres se présentent sous forme d'érosions arrondies à fond légèrement jaunâtre. — La muqueuse vulvaire est rouge, tuméfiée et couverte d'une matière puriforme. — Murmure doux à la région précordiale et dans les vaisseaux du cou. Pouls, 100 ; température rectale, 38.

Le 7 juin, pouls 92; température rectale, 38°. L'appétit est bon. La petite malade rentre à sa division le 19.

Le 26 juillet suivant, elle est prise de céphalalgie avec délire et prostration et entre à l'infirmerie.

Le 27, la joue droite est très-rouge, la langue blanche, le creux épigastrique douloureux. — Toux, sans autres phénomènes appréciables du côté du thorax. Pouls, 128; température rectale, 41°,2.

Le 28, la toux est plus fréquente ; plaque d'herpès au-dessous de la narine droite. Pouls, 124; température rectale, 41°,2.

Le 29, abattement considérable ; quelques râles muqueux.

Le 31, diarrhée ; la langue est sèche ; vésicules d'herpès à la partie interne des grandes lèvres et au pourtour de l'anus. Pouls, 120; température rectale, 41°,4.

Le 1er août, la diarrhée persiste, la toux est fréquente ; à la partie supérieure du poumon droit, souffle tubaire avec matité. Pouls, 124; température rectale, 39°,2. Vésicatoire volant sur le côté droit du thorax.

Le 2, pouls, 112; température rectale, 39°,2.

Le 3, prostration avec subdelirium. Le souffle persiste, la joue droite est très-rouge. Pouls, 124 ; température rectale, 40°.

Le 4, on constate de nouvelles vésicules d'herpès autour de la plaque de la lèvre supérieure. Pouls, 120.

Le 5, moiteur de la peau, langue humide; amélioration sensible dans l'état général. Pouls, 104.

Le 6, pouls, 96; température rectale, 38°.

Le 7, pouls, 88.

L'enfant quitte la salle le 20 août, parfaitement guérie depuis plusieurs jours.

Nous avons sous les yeux quatre autres faits; dans deux, il s'agit d'enfants de huit ans que l'on vit trois jours après le début des accidents; on constata en même temps un souffle tubaire en un point de la région thoracique et une éruption herpétique sur les lèvres; et même, chez l'un deux, les vésicules commençaient à se dessécher.

Dans les deux autres cas, observés également sur des enfants âgés l'un de dix ans, l'autre de six, l'apparition de l'herpès marqua le début des accidents, et le souffle tubaire ne fut perçu que consécutivement.

L'observation XIV nous semble particulièrement intéressante, car elle nous montre, chez la même malade, et à deux époques rapprochées, une fièvre herpétique légère, bien que l'éruption y fût abondante et à localisations multiples, et une pneumonie dans laquelle l'herpès se montre à peu près sur les mêmes points que durant la première affection.

Mais ce n'est pas tout ce que nous trouvons à relever dans ce cas; il est une autre particularité qui nous semble bien digne d'être mise en relief : c'est cette recrudescence très-nette de l'appareil fébrile, avec somnolence et subdelirium, qui se montre brusquement dans le cours de la pneumonie et que suit immédiatement une nouvelle éruption herpétique.

Sans nous laisser entraîner à des conclusions prématurées, remarquons que, chez cette jeune malade, la fièvre semble liée à l'herpès plutôt qu'à la lésion pulmonaire ; en sorte qu'on pourrait dire qu'il s'agit d'une fièvre herpétique avec pneumonie, et non d'une pneumonie avec herpès.

Mais n'allons pas plus loin dans la voie que nous ouvre ce fait, et contentons-nous de signaler l'analogie que présentent entre elles ces observations et celles du premier groupe. — En effet, ce n'est pas seulement par l'éruption herpétique qu'elles se ressemblent, mais aussi par le côté étiologique ; car, bien qu'il n'en soit rien dit dans les dernières, où il s'agit d'enfants échappant là-dessus à toute surveillance, on ne peut douter que la cause déterminante commune n'ait été un refroidissement. Elles se ressemblent encore par les symptômes généraux, dont la physionomie est la même ; et si la durée et l'intensité sont en général plus considérables, quand le poumon est engagé, n'oublions pas que certains cas du premier groupe (obs. IV et IX) ont, à ce double point de vue, primé ceux de la série tout entière.

Il semble donc que l'on puisse dire : chez tous ces malades, la fièvre a été la même, avec des variations dans sa quantité ; sa qualité est restée identique.

Une affection et sa cause éloignée étant données, déterminer comment la première est le résultat de la seconde, ou bien encore quelle est la série de phénomènes intermédiaires entre ces deux termes extrêmes ? tel est le problème pathogénique qui se présente constamment aux pathologistes ; mais, n'en pouvant donner une solution précise, ils ont presque toujours proposé des hypothèses, qui ont varié et subi des fluctuations, suivant les époques et les doctrines régnantes. C'est ce qui est arrivé pour la pneumonie. On s'accorde à reconnaître que l'action du froid ou, pour mieux dire, d'un refroidissement, en est la cause éloignée ; mais on cesse de s'entendre dès qu'il s'agit de déterminer comment cette cause produit la lésion pulmonaire. Est-ce directement ou d'une manière détournée ? Le premier effet du refroidissement est-il de frapper le poumon, dont la lésion donnerait lieu aux phénomènes réactionnels ? ou bien, résulte-t-il de son action un trouble général de l'organisme, une fièvre, qui se matérialise en quelque sorte sous forme de pneumonie ? — En un mot, la lésion anatomique domine-t-elle la maladie, ou bien, au contraire, le premier rôle y est-il joué par la fièvre ? Dans l'impossibilité où nous sommes, pour le présent, de répondre à ces difficiles questions, il nous a paru bon de signaler l'analogie qui existe entre la fièvre herpétique et la pneumonie aiguë franche, telle que nous la montrent nos observations.

D'ailleurs, ce rapprochement sur lequel nous venons d'insister n'est pas le seul qui se présente à l'esprit ; il en est un autre qui mérite de nous arrêter quelques instants.

Chacun sait les relations qui existent entre l'herpès et certaines affections des nerfs, les névralgies surtout. L'herpès zoster a particulièrement attiré l'attention à ce point de vue. Or, dans cette dernière affection, bien que généralement les troubles généraux qui accompagnent l'éruption passent inaperçus, on observe, parfois, un appareil fébrile, caractérisé par l'accélération du pouls, l'élévation de la température, du malaise, de la courbature, de l'insomnie et un embarras très-accusé des premières voies. Ce sont là des cas légers de fièvre herpétique avec prédominance névralgique. Et cette névralgie du zona, qui très-fréquemment affecte une branche inter-costale, ressemble beaucoup à celle qui caractérise le point de côté de la pneumonie : ayant le même siége, comme elle étant hémiplégique et, comme elle encore, reconnaissant pour cause habituelle un refroidissement.

Dans toutes ces affections, fièvre herpétique, pneumonie, zona, le système nerveux joue un rôle prépondérant. N'est-ce pas lui qui, par l'intermédiaire de la peau (1), membrane es-sentiellement nerveuse, est atteint le premier, et peut-être le seul, par la perturbation calorifique, qui, de toutes leurs cau-ses, est la plus fréquente et la plus incontestée ?

Et ces premiers cris que pousse l'organisme malade, frissons, dermalgie, élancements, éclairs de douleur, ne sont-ce pas des phénomènes essentiellement nerveux ? C'est par le système nerveux que pénètre la maladie, et c'est lui qui, réagissant le premier, affirme qu'elle a pris possession du corps. C'est donc par le système nerveux que sont reliés entre eux ces états morbides, en apparence fort dissemblables ; et c'est par lui qu'ils appartiennent à une même famille.

IV

Au point de vue pratique, les considérations dans lesquelles nous venons d'entrer ne sont pas sans utilité. Toutes les fois qu'un appareil fébrile, fût-il très-intense et accompagné de troubles nerveux violents, aura débuté d'une manière brus-que, il faudra surveiller les muqueuses visibles et le tégument externe, surtout dans la région naso-labiale ; et si l'on constate les indices d'une éruption d'herpès, on devra porter un pro-nostic favorable (1) et s'abstenir de toute médication trop ac-

---

(1) La peau est, en réalité, une membrane tout à la fois nerveuse et vasculaire, mais ses vaisseaux étant sous la dépendance immédiate des nerfs vaso-moteurs, la suprématie du système nerveux se fait sentir d'une manière à peu près exclusive dans les diverses modifications qu'elle subit, tant à l'état physiologique que dans les maladies.

(1) Il est une fièvre qui constitue une exception très-nette à la règle que nous venons de poser, c'est la maladie typhique, que l'on désigne généralement sous le nom de méningite cérébro-spinale. Pour M. Delioux, l'apparition de l'herpès, chez les malades qui en sont atteints, est un sinistre présage et annonce une mort prochaine. Voici, d'ailleurs, ce que dit là-dessus cet auteur, dans le travail que nous avons déjà cité : « Parmi les phénomènes étranges qui la signalent (la méningite cérébro-spinale), il en est un que plusieurs observateurs ont constaté : c'est l'apparition d'une éruption herpétique sur le visage. Pour notre propre compte. nous avons vu cette éruption se montrer sur plusieurs sujets atteints de cette maladie, à Brest et à Rochefort, et nous l'avons étudiée avec attention. Elle avait constamment tous les caractères de l'herpès

tive, alors même que l'on découvrirait en même temps les signes irrécusables d'une pneumonie.

Dans de telles conditions, en effet, surtout chez des sujets jeunes, cette affection est des plus bénignes et guérit rapidement, sans l'intervention de l'art.

En résumé, nous avons cherché à établir dans ce travail, en nous appuyant sur des observations cliniques :

1° Qu'il existe une espèce morbide que nous avons appelée *fièvre herpétique*, et qu'il faut comprendre sous cette dénomination, la plupart des cas de *fièvre synoque*, de *fièvre éphémère*, de *fièvre gastrique*, de *fièvre angioténique* et d'*angine herpétique* ;

2° Que la fièvre herpétique se relie, d'une part, aux diverses éruptions herpétiques, le zona y compris, et, d'un autre côté, à la pneumonie aiguë lobaire, que l'on pourrait appeler *pneumonie herpétique* ;

3° Que le système nerveux est le lien qui réunit ces affections en une même famille ;

4° Que, dans les maladies fébriles, l'herpès est, d'une manière presque constante, un indice de bénignité, et que son apparition autorise le médecin à porter un pronostic favorable.

phlycténoïde ; elle siégeait au pourtour des lèvres, ou partait de là pour se répandre sur les ailes du nez et sur les joues, sans jamais s'étendre à une grande distance de son point de départ...... L'herpès faisait irruption à toutes les périodes de la maladie, sans modifier aucun des symptômes actuels, sans déterminer aucune solution favorable ; dans quelques cas, nous l'avons vu coïncider notoirement avec une aggravation ; bien loin de le considérer comme une crise, sur le bénéfice de laquelle on peut compter, nous avons fini par y voir un sinistre présage, car il apparaissait de préférence peu de temps avant la mort, et tous ceux qui l'ont présenté ont succombé. » — La méningite cérébro-spinale, maladie essentiellement épidémique, se montre dans des conditions tellement spéciales, qu'il ne nous semble pas possible de la confondre avec les affections mentionnées par nous.

Paris. — Imprimerie de E. Martinet, rue Mignon, 2.

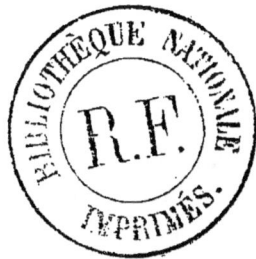

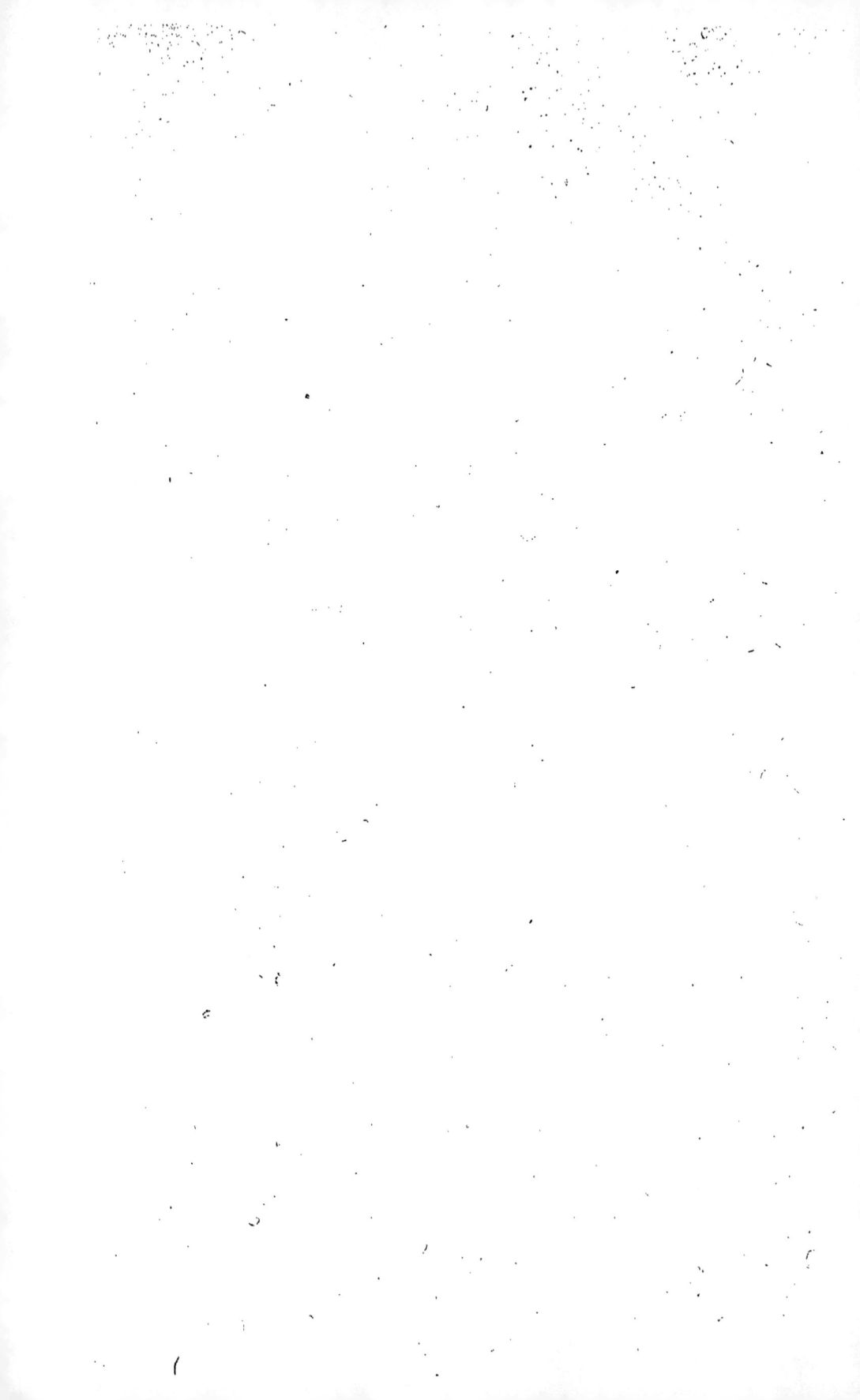

www.ingramcontent.com/pod-product-compliance
Lightning Source LLC
Chambersburg PA
CBHW070151200326
41520CB00018B/5372